« Je réponds à vos questions »

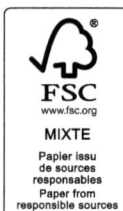

« Je réponds à vos questions »

Dr Noura Marashi
Docteur en pharmacie

Sommaire

Sommaire 6

A

L'acné..12

Les AINS (Anti-Inflammatoires Non Stéroïdiens) 15

L'allergie 19

Les antibiotiques 21

Les antidépresseurs et les anxiolytiques......................23

L'aphte..26

L'arthrite et l'arthrose 27

B

Les boosters et boissons énergisantes........................30

C

La carte Vitale 32

Les cheveux 33

Le cholestérol 35

Les collyres 37

Les compléments alimentaires et vitamines.................38

La constipation 39

Les corticoïdes 41

Les crèmes amincissantes 42

D

La diarrhée..44

La douleur : les différents types de douleurs (mal de dos, de tête...) et les traitements 46

E

L'estomac 51

F

La fatigue 53

G

La goutte...55

H

L'halitose ou la mauvaise haleine 57

Les huiles essentielles...59

L'hypertension artérielle (HTA) 61

I

L'immunité 63

Les infections urinaires (cystites) 64

L'insomnie 67

J

Les jambes lourdes 69

M

Maigrir/perdre du poids 70

Les médicaments : conservation, date de péremption. 72

Les médicaments : effets secondaires, interactions, changement de formule 73

Les médicaments génériques 76

Les médicaments : prix, taux de remboursement 79

O

L'œil 82

Les omégas 3 83

P

La peau 84

La pilule 86

R

Les remèdes naturels 89

Le rhume 90

T

Le torticolis 92

La toux 93

V

Le vaccin contre la grippe 94

Références bibliographiques et sitographiques………..98

A
L'acné

➢ Que faire contre l'acné ?

Le traitement de l'acné passe impérativement par le respect de certaines règles d'hygiène de la peau.

Il est recommandé de ne pas gratter, pousser, éclater les boutons car cela pourrait entraîner la formation de cicatrices qui resteront pour toujours.

Il est conseillé de se laver la peau avec des produits sans savon afin de limiter son dessèchement.

L'hydratation de la peau après chaque toilette avec une crème hydratante adaptée au type de peau de la personne est très importante pour réguler la production de sébum (substance grasse produite par les glandes sébacées au niveau de la peau).

En cas d'acné, il est préférable d'éviter le rasage, le maquillage (fond de teint...) et les produits cosmétiques gras (ils entraînent l'obstruction des follicules pileux et favorisent l'acné).

Il existe différents traitements recommandés par le médecin généraliste ou le dermatologue à appliquer localement sur la peau, ils sont constitués de rétinoïdes (dérivés de la vitamine A) et de peroxyde de benzoyle (antibactérien). Ils doivent être appliqués généralement 1 à 2 fois par jour, ils montrent leur efficacité seulement au bout de 2 à 3 mois. Il ne faut pas arrêter le traitement, même si les résultats tardent à se montrer.

En cas d'acné plus importante, un antibiotique par voie orale peut être prescrit par le médecin pour une durée de 2 à 3 mois en plus du traitement local.

Si l'acné est très sévère, le médecin prescrit un rétinoïde par voie orale comme l'isorétinoïde. Compte tenu des risques importants qu'il peut entraîner, ce traitement est réservé aux patients n'ayant pas obtenu de réels résultats avec les autres traitements. Il est essentiel de savoir que ce type de médicament peut provoquer une malformation du fœtus en cas de grossesse et de la dépression chez certaines personnes.

Il est aussi important de noter que la plupart de ces médicaments sont photosensibles, c'est-à-dire qu'ils peuvent provoquer des réactions sur la peau lors d'une exposition au soleil. Il faudra donc faire attention à ne pas s'exposer durant la prise du traitement et les jours suivant l'arrêt.

> Existe-t-il des plantes ou compléments alimentaires pouvant limiter la formation de l'acné ?

De nombreux compléments alimentaires (composés de zinc, vitamine B5…) et produits à base de plantes ont été mis sur le marché pour prévenir ou éviter la formation de l'acné. Ils peuvent avoir quelques effets bénéfiques chez certaines personnes, mais leur efficacité n'a pas encore été réellement prouvée.

Un régime alimentaire riche en fruits, légumes et acides gras essentiels comme les omégas 3 permet de détoxifier l'organisme et de limiter l'apparition des boutons.

➢ L'exposition au soleil est-elle bénéfique en cas d'acné ?

Contrairement aux idées reçues, l'exposition au soleil ne guérit pas l'acné, elle peut même être néfaste à la personne en provoquant une poussée d'acné les jours suivant l'exposition.
Le bronzage peut aussi entrainer la formation de taches qui persisteront au niveau des cicatrices.
L'exposition au soleil est fortement déconseillée lors de la prise de certains traitements contre l'acné, cela pourrait favoriser l'irritation de la peau.

Les AINS (Anti-Inflammatoires Non Stéroïdiens)

➢ Qu'est-ce qu'un AINS ?

Un AINS est un Anti-Inflammatoire Non Stéroïdien.
Il faut savoir qu'il existe deux classes principales d'anti-inflammatoires en fonction de leur formule chimique :

- Les anti-inflammatoires stéroïdiens comme les corticoïdes ou glucocorticoïdes (ces molécules comportent dans leur structure chimique un noyau appelé stéroïde) ;
- Les anti-inflammatoires non stéroïdiens comme l'aspirine ou l'ibuprofène (ces molécules n'ont pas de noyau stéroïde au sein de leur structure chimique).

Les AINS ont pour principale fonction de réduire l'inflammation en bloquant l'action des prostaglandines (molécules responsables de l'inflammation).

Ils sont aussi antipyrétiques (ils baissent la fièvre appelée aussi pyrexie) et antalgiques (ils réduisent la douleur).

> ➤ Quels sont les effets secondaires des AINS ?

Les principaux effets secondaires des AINS sont : des vertiges, des maux de tête, des problèmes digestifs (ulcères, brûlures d'estomac, nausées...), des réactions allergiques (plaques rouges...) ; ils peuvent aussi provoquer une insuffisance rénale dans certains cas mais cela apparaît rarement.

Pour réduire le risque d'apparition des effets secondaires, ces médicaments doivent être utilisés de manière très ponctuelle, à faible dose sur des périodes courtes, surtout chez les personnes de plus de 65 ans. Les personnes âgées sont plus fréquemment atteintes par les effets secondaires des AINS.

Si jamais la personne souffre d'une réduction importante des urines, de fatigue intense, de brûlures d'estomac, de crise d'asthme ou d'apparition de plaques rouges au cours du traitement par AINS, il est fortement recommandé d'arrêter le traitement avec l'avis du médecin.

> ➢ Pourquoi les AINS entraînent-ils des douleurs d'estomac ?

En plus de leurs fonctions principales, ces médicaments peuvent entrainer l'inhibition de l'activité d'une enzyme (protéine permettant d'activer des réactions chimiques au sein de notre organisme) appelée Cox 2, responsable de la fabrication d'un mucus (couche de liquide) qui a pour rôle de protéger notre estomac.

Cette inhibition provoque une plus grande vulnérabilité de notre système digestif, ce qui peut conduire à des douleurs d'estomac.

> ➢ Y a-t-il des contre-indications à prendre des AINS ?

Du fait des nombreux effets indésirables qu'ils risquent de provoquer, les AINS sont contre-indiqués chez les personnes :
- Allergiques aux médicaments de cette classe ;
- Ayant présenté des brûlures d'estomac après la prise d'AINS ;
- Souffrant d'ulcère de l'estomac ou du duodénum ;
- Atteintes d'insuffisance hépatique, cardiaque ou rénale.

Ces médicaments ne doivent pas être utilisés en cas de grossesse.

Il faut noter que certains AINS comme le diclofénac, l'aceclofénac et le célécoxib, sont contre-indiqués chez les personnes ayant subi une crise cardiaque, un AVC (Accident Vasculaire Cérébral), une angine de poitrine (mauvaise oxygénation du cœur à la suite de l'obstruction d'une artère cardiaque) ou une artérite (obstruction d'une artère au niveau d'un membre inférieur).

L'allergie

> Quels sont les symptômes de l'allergie ?

Les symptômes de l'allergie sont très caractéristiques ; on retrouve :
- Le nez qui coule et qui pique ;
- Des éternuements à répétition ;
- Les yeux qui peuvent gonfler et verser des larmes ;
- De la fatigue ;
- Des maux de tête ;
- De la toux.

Si jamais il y a un gonflement de la langue, des gênes respiratoires, des plaques ou des démangeaisons au niveau de la peau, il faudra consulter un médecin très rapidement, car l'allergie est à un niveau important et elle pourrait provoquer de lourdes complications.

> ➢ Comment soulager une allergie ?

L'allergie est due à l'apparition d'un corps étranger dans notre organisme, ce qui va provoquer la libération d'histamine.

L'histamine est une hormone (messager chimique) qui a de nombreux rôles, comme la régulation de la vigilance, l'inflammation et l'accélération du rythme cardiaque.

Pour traiter l'allergie, il faut tout d'abord reconnaître l'allergène et l'éviter au maximum.

Il peut s'agir :
- De pollen ;
- D'acariens ;
- De poils d'animaux (en principe, ce sont les substances qui restent accrochées aux poils qui provoquent l'allergie, comme des acariens ou des résidus d'urine…) ;
- De substances chimiques, comme le latex ;
- De produits alimentaires.

Le traitement de l'allergie consiste à prendre des antihistaminiques qui vont empêcher l'action de l'histamine et réduire les symptômes. Il faut noter que ces médicaments peuvent provoquer de la somnolence chez certaines personnes ; il est donc préférable de les prendre le soir avant de se coucher.

Des corticoïdes peuvent être prescrits au patient pour lutter contre l'inflammation.

Il peut aussi être proposé au patient de faire une désensibilisation, c'est-à-dire traiter l'allergie à la source, telle une vaccination.

Les antibiotiques

> ➢ Quand dois-je prendre mon antibiotique ?

La prise des antibiotiques est généralement conseillée au cours du repas pour faciliter leur digestion.

Il faut noter que ces médicaments entraînent, notamment, un déséquilibre de la flore bactérienne au niveau intestinal. Il est donc recommandé de consommer du yaourt ou de l'ultra levure tout au long du traitement afin de rééquilibrer cette flore bactérienne et limiter l'apparition de la diarrhée.

> ➢ Pourquoi le médecin ne m'a-t-il pas prescrit d'antibiotiques ?

De nombreuses maladies, comme le rhume ou la grippe sont dues à des virus ; la prise d'un antibiotique n'aura donc aucun effet sur la guérison de la personne.
Les antibiotiques ont pour fonction d'arrêter l'infection causée par des bactéries.
Sachez que pour résister à l'action des antibiotiques, les bactéries mettent en place différents systèmes de résistance. Plus les bactéries sont en contact avec les antibiotiques, plus elles renforcent leur résistance, ce qui limite l'action de ces médicaments et réduit les chances de guérison de la personne.
Les médecins préfèrent éviter l'utilisation des antibiotiques lorsque ceux-ci ne sont pas réellement nécessaires.

Ils peuvent néanmoins être prescrits lors d'un rhume ou d'une infection virale pour prévenir une surinfection bactérienne chez les personnes les plus vulnérables, comme les personnes âgées ou celles souffrant de maladie chronique grave.

Les antidépresseurs et les anxiolytiques

> ➢ Les antidépresseurs entraînent-ils une augmentation du poids ?

Il existe plusieurs types d'antidépresseurs selon leur mode d'action.

Ces médicaments ont pour objectif de rééquilibrer la balance des neurotransmetteurs (messagers chimiques), tels que la sérotonine, la dopamine et la noradrénaline, entraînant un effet de bien-être et de plaisir. Ils permettent de réduire les symptômes de la dépression et de rétablir l'humeur de la personne. Ils sont généralement accompagnés d'une psychothérapie.

Les deux classes principales sont :

- Les antidépresseurs de première génération comme les IMAO (Inhibiteurs de la Monoamine Oxydase), tels que l'iproniazide et les imipraminiques (clomipramine) ;
- Les IRS (Inhibiteurs de la Recapture de la Sérotonine), comme le citalopram et les IRSNA (Inhibiteurs de la Recapture de la Sérotonine et de la Noradrénaline), comme la duloxétine, le milnacipram, la venlafaxine.

Certains antidépresseurs, comme les imipraminiques peuvent entraîner une augmentation du poids, alors que d'autres n'ont pas d'effet à ce niveau (IRS, IRSNA).

Du fait des nombreux effets secondaires qu'ils peuvent entraîner, les antidépresseurs de première génération sont de moins en moins prescrits aux patients ; le risque d'augmentation du poids à la suite de ce type de traitement est donc minimisé.

> Puis-je arrêter la prise de mon antidépresseur/anxiolytique ?

En général, les antidépresseurs et les anxiolytiques sont prescrits lorsque la personne souffre d'une dépression ou d'une anxiété importante.

En ce qui concerne la dépression, il est conseillé d'arrêter progressivement le médicament avec l'avis du médecin dès l'apparition des premiers signes d'une guérison complète (reprise des activités du quotidien, sensation de bien-être...).

Pour les anxiolytiques, tout dépend du degré d'anxiété et de la gêne que cela provoque au quotidien pour le patient et son entourage.

Il faut savoir que certains de ces médicaments peuvent entraîner de la dépendance ; il est donc préférable d'essayer de les arrêter progressivement et d'utiliser des méthodes alternatives comme la psychothérapie, le yoga, la méditation, pour limiter son stress, analyser ses émotions et mieux les gérer par la suite.

L'aphte

➢ L'aphte est-il contagieux ?

Un aphte est une lésion blanchâtre qui apparaît au niveau d'une muqueuse de la bouche (langue, intérieur des joues, gencive). L'aphte n'est pas contagieux et ne saigne pas.

Il peut apparaître à la suite d'une maladie, des changements hormonaux, du stress, de la fatigue très intense ou d'une intolérance alimentaire.

➢ Comment peut-on limiter l'apparition des aphtes ?

Pour prévenir l'apparition des aphtes, il est conseillé de se brosser les dents au moins 3 fois par jour, de passer le fil dentaire au moins 2 fois par jour et de limiter sa consommation d'aliments favorisant l'apparition des aphtes (gruyère, noix, fruits acides…).

➤ Comment soulager un aphte ?

Le traitement de l'aphte consiste à limiter la surinfection bactérienne avec des bains de bouche ou des collutoires antiseptiques et à réduire la douleur via des antalgiques (paracétamol, ibuprofène…).

L'arthrite et l'arthrose

➤ Quelle est la différence entre l'arthrite et l'arthrose ?

Il existe plusieurs types de douleurs articulaires telles que l'arthrite et l'arthrose.
L'arthrite est liée à une inflammation de l'articulation tandis que l'arthrose est due à une destruction des tissus osseux et à une détérioration des articulations.
L'arthrose entraîne généralement des douleurs et un ralentissement des articulations au niveau des mains, des pieds, du genou, du dos, de la nuque et des hanches.

➢ Comment peut-on prévenir l'arthrose ?

Pour limiter l'apparition de l'arthrose, il faut tout d'abord réduire les facteurs de risque comme :
- L'utilisation excessive d'une articulation au cours d'un sport intensif ou d'une activité professionnelle ;
- Le surpoids et l'obésité (ils provoquent une surcharge au niveau des articulations des membres inférieurs et favorisent l'arthrose).

L'apparition de l'arthrose peut aussi être limitée par le respect de certaines règles au quotidien.

Il est conseillé de :
- S'échauffer avant de faire du sport ;
- Porter des chaussures de sport avec un minimum de talon pour amortir les chocs ;
- Refroidir les articulations 15 à 20 minutes avec de la glace après un effort physique ;
- Pratiquer une activité physique régulière et adaptée.

➢ Comment soulager une douleur liée à l'arthrose ?

En cas de douleur due à l'arthrose, il est recommandé de mettre l'articulation au repos.

Des antalgiques peuvent être pris, avec l'avis du pharmacien ou du médecin ; des traitements médicamenteux sous forme d'injection (acide hyaluronique) ou par voie orale permettent de soulager les symptômes et de réduire la douleur.

Il existe des compléments alimentaires enrichis en glucosamine ou chondroitine sulfate ainsi que des plantes médicinales telles que le cassis et l'harpagophyton pour calmer l'arthrose.

Il faut savoir que certaines de ces plantes ou certains produits sont déconseillés chez les personnes souffrant de diabète de type 2 ou d'insuffisance cardiaque. Il faudra donc demander l'avis du médecin ou du pharmacien avant de les prendre.

B

Les boosters et boissons énergisantes

> Les boosters sont-ils efficaces ?

Les boosters sont en général, constitués de substances (vitamines, caféine, arginine, taurine...) permettant de stimuler la personne si elles sont présentes en quantité suffisante.

> Y a-t-il un risque à consommer régulièrement ce type de produits ?

Il faut faire très attention car certaines substances contenues dans les produits énergisants peuvent être néfastes à l'organisme si elles sont consommées excessivement.

Par exemple, la taurine, qui est un acide aminé (molécule entrant dans la composition des protéines), peut provoquer des complications chez les personnes souffrant d'épilepsie, de troubles de la thyroïde et d'insuffisance cardiaque.

La consommation de ce type de produits ne doit être que ponctuelle.

Les meilleurs boosters de l'organisme sont :

- Un régime alimentaire équilibré et varié riche en fruits et légumes ;
- La pratique d'une activité physique régulière et adaptée ;
- Un sommeil profond et récupérateur (8 heures en moyenne par nuit).

C

La carte Vitale

> ➢ Est-il possible que la pharmacie avance les frais des médicaments en cas d'oubli de la carte Vitale ?

Il arrive que le patient oublie sa carte Vitale ; il pourra quand même obtenir ses médicaments à condition de les régler. Le pharmacien lui délivrera une feuille de soins qu'il devra envoyer à la Sécurité sociale, en prenant soin d'y coller les vignettes se trouvant sur les boîtes de médicaments.

Si les coordonnées de Sécurité sociale du patient sont dans les fichiers de la pharmacie ou que le patient présente son attestation de Sécurité sociale, alors les frais pourront lui être avancés.

➢ Où puis-je mettre à jour ma carte Vitale ?

Il est possible de mettre à jour sa carte Vitale dans une borne à la Sécurité sociale, ainsi que dans certaines pharmacies.

Les cheveux

➢ Que faire en cas de perte de cheveux ?

Pour traiter efficacement la perte de cheveux, il faut d'abord trouver la cause et y remédier, dans la mesure du possible.
Nous perdons tous les jours, de manière tout à fait naturelle, 50 à 100 cheveux, qui repousseront par la suite.
Il y a une réelle perte de cheveux lorsque la personne perd plus de 100 cheveux par jour ou quand la perte se concentre vraiment sur une zone déterminée du cuir chevelu.
La perte de cheveux peut être due à :
- L'hérédité ;

- Des perturbations hormonales (hormones thyroïdiennes et sexuelles) ;
- Une carence alimentaire (manque de fer, de zinc ou de vitamine B) ;
- Un diabète de type 2 mal traité ;
- Certains types de médicaments (anticancéreux, anticoagulants, lithium) ;
- Un stress psychologique très intense.

Il faut aussi noter que la maltraitance des cheveux (brushings, colorations à répétition, permanentes…) favorise leur fragilisation et leur chute.

> Existe-il des médicaments pour limiter la perte de cheveux ?

Il existe des traitements médicamenteux tels que le minoxidil qui sont souvent prescrits en cas d'alopécie androgénique (chute de cheveux sur le dessus du crâne, la chevelure étant conservée sur le pourtour de la tête, la perte de cheveux est due à l'action des androgènes qui les rendent plus fragiles et favorisent leur perte).

Ces traitements permettent aux cheveux d'être moins sensibles aux androgènes et ils facilitent leur repousse. Sachez qu'ils mettent un minimum de 4 à 6 mois avant de montrer leurs effets ; la chute recommençant souvent dès l'arrêt du traitement.

Le cholestérol

> ➤ Pourquoi faut-il contrôler son taux de cholestérol ?

Il faut savoir que le cholestérol est indispensable au fonctionnement de notre organisme ; il permet la synthèse d'un grand nombre d'hormones (messagers chimiques) ; il entre aussi dans la composition des membranes de nos cellules.
Il existe plusieurs types de cholestérol :
- Le cholestérol LDL, ou « mauvais cholestérol », car il peut provoquer la formation de plaques entraînant une obstruction de nos artères et donc une mauvaise circulation du sang ;

- Le cholestérol HDL, ou « bon cholestérol », car il permet de piéger le cholestérol LDL et donc de limiter ses effets néfastes ; c'est un protecteur cardiovasculaire.

> ➤ Comment puis-je réduire mon taux de cholestérol ?

Pour réduire son taux de cholestérol LDL, il est impératif de respecter un régime alimentaire pauvre en graisses saturées (graisses animales, huile de palme...) et riche en graisses insaturées (huile d'olive, huile de tournesol, huile de colza, huile de soja...).

Les acides gras sont saturés ou insaturés en fonction de leur formule chimique. Les acides gras insaturés limitent la formation des radicaux libres (molécules toxiques pour l'organisme).

Il faut donc limiter sa consommation de produits d'origine animale comme la charcuterie, privilégier les produits laitiers demi-écrémés, les margarines et huiles végétales riches en omégas 3 et 6 (acides gras insaturés).

La pratique d'une activité physique régulière et adaptée (30 minutes de marche par jour, par exemple) est aussi recommandée pour réduire son taux de cholestérol.

Les collyres

> ➢ Comment faut-il utiliser un collyre ?

Il est recommandé de se laver les mains avant le versement des gouttes à l'intérieur de l'œil et d'utiliser une compresse stérile pour nettoyer l'excédent.

Lorsqu'il y a plusieurs collyres à verser, il faut attendre un délai de 15 minutes entre les utilisations de chaque collyre.

Les compléments alimentaires et vitamines

➤ Y a-t-il des contre-indications à prendre des compléments alimentaires en plus de mon traitement ?

Les compléments alimentaires sont très à la mode en ce moment mais il faut faire attention car certains d'entre eux peuvent être incompatibles avec différents maladies et traitements.

Il est donc recommandé de demander l'avis de votre médecin ou de votre pharmacien en précisant l'ensemble de vos maladies et traitements avant de les consommer.

Par exemple, la vitamine C est déconseillée chez les personnes présentant un excédent de fer, de même que la glucosamine chez les patients souffrant d'insuffisance cardiaque.

➢ Dois-je prendre des vitamines en plus tous les jours ?

Les compléments alimentaires à base de vitamines, d'oligoéléments et de minéraux sont conseillés lorsque la personne souffre d'une réelle carence et qu'elle n'arrive pas à combler ses apports par son alimentation et son hygiène de vie (manque d'exposition au soleil par exemple).
La consommation de 5 fruits et 5 légumes par jour apporte notamment à l'organisme l'ensemble des vitamines, minéraux et oligoéléments dont il a besoin en facilitant et en favorisant leur absorption.

La constipation

➢ Que faire en cas de constipation?

La constipation est la plupart du temps due à un manque de consommation d'eau et de fibres se trouvant principalement dans les fruits, légumes et céréales complètes.

La première solution pour lutter contre la constipation est de boire au moins 1,5 L d'eau par jour mais aussi de consommer 5 fruits et 5 légumes au cours de la journée. De plus, il est préférable de manger des pains et céréales complets. Ces aliments riches en fibres favorisent le transit intestinal et minimisent le risque de constipation.

Pour optimiser l'efficacité de l'eau il est conseillé de boire 2 à 3 verres l'un après l'autre.

Il existe aussi différents médicaments (suppositoire à la glycérine, lactose, macrogol, bisacodyl...) permettant de lutter contre la constipation ; ces médicaments doivent être utilisés ponctuellement, sur de courtes périodes.

En effet, certains de ces produits, en particulier les laxatifs stimulants (bisacodyl) peuvent entraîner une paresse au niveau des villosités de l'intestin sur le long terme ce qui pourrait favoriser la constipation.

Les corticoïdes

> Quels sont les effets secondaires des corticoïdes ?

Les corticoïdes sont une classe de médicaments très connus pour les effets secondaires qu'ils peuvent provoquer, même si leurs apparitions et leurs intensités varient d'une personne à l'autre en fonction de la dose prescrite et de la durée du traitement.

Plus la dose à prendre sera élevée et la durée du traitement longue, plus les effets secondaires se manifesteront.

Les effets secondaires les plus courants sont :

- Une rétention d'eau et de sodium (Na) entraînant un gonflement du visage ainsi que des œdèmes au niveau des mains et des pieds ;

- Une réduction du taux de potassium (K) ;

- De l'ostéoporose provoquant une fragilisation des os ;

- Une surexcitation, de l'euphorie.

Pour limiter l'apparition de ces effets secondaires, il est conseillé de réduire la consommation de sel tout au long du traitement, mais aussi de surveiller l'ensemble des modifications qui pourraient apparaître afin d'y remédier.

> Quand faut-il prendre les corticoïdes?

Il est conseillé de prendre les corticoïdes le matin, au cours du petit-déjeuner, afin de limiter l'apparition des effets secondaires.

Les crèmes amincissantes

> Les crèmes amincissantes sont-elles efficaces ?

La plupart des crèmes amincissantes sont composées de caféine.
La caféine est une substance thermogénique, c'est-à-dire qu'elle va activer le métabolisme des lipides au niveau de la zone où elle sera appliquée. Plus la caféine sera présente en quantité importante dans la crème amincissante et plus celle-ci sera efficace.

Il est tout de même important de noter que la caféine a une limite de pénétration à travers la peau qui s'élève à 5 %. Cela veut dire que s'il y a le choix entre plusieurs crèmes amincissantes à des concentrations différentes en caféine, au-delà de 5%, elles auront toutes la même efficacité vis-à-vis de cette substance.

Certains fabricants ajoutent dans la formule chimique de leurs crèmes amincissantes des principes actifs drainants tirés d'extraits végétaux, comme le lierre et le ruscus, pour augmenter l'efficacité de leurs crèmes.

Ces principes actifs permettent de réduire la rétention d'eau et de limiter l'apparition des œdèmes.

Le mode d'application de la crème amincissante a aussi un impact sur son efficacité ; il est conseillé de l'appliquer le matin après la douche, en effectuant des mouvements de tapotement puis de massage.

Il est important de savoir que ces crèmes n'ont qu'une action superficielle et de courte durée ; elles ne remplacent absolument pas un régime alimentaire équilibré accompagné d'une activité physique régulière.

D

La diarrhée

➢ Que faire en cas de diarrhée ?

Une diarrhée peut apparaître à la suite d'une maladie, d'une intoxication alimentaire, de la consommation de certains aliments de manière excessive, de la prise de certains types de médicaments... Il est important de rechercher la cause de la diarrhée afin d'y remédier le plus efficacement possible.

En cas de diarrhée, il est recommandé de boire beaucoup d'eau afin d'éviter la déshydratation et les pertes d'électrolytes (sodium Na, potassium K, chlore Cl...) qui sont indispensables au bon fonctionnement de l'organisme. Il faut aussi limiter sa consommation de produits riches en fibres tels que les fruits, les légumes et les céréales complètes.

La prise d'un soluté de réhydratation ainsi qu'un anti-diarrhéique (lopéramide, diosmectite...) est souvent conseillée pour limiter la gêne occasionnée et les pertes hydro-électrolytiques qui peuvent provoquer d'importantes complications surtout chez les nourrissons et personnes âgées. Il est donc impératif d'arrêter la diarrhée chez ces personnes avant qu'elle ne cause de nombreux dégâts.

En cas d'intoxication alimentaire, la prise d'un antiseptique intestinal (nifuroxazide) permettra de désinfecter l'organisme et donc d'éliminer l'agent pathogène.

Ces médicaments peuvent présenter certaines restrictions et conditions d'utilisation ; il est donc préférable de d'abord demander l'avis du pharmacien ou du médecin avant de les consommer.

Si la diarrhée fait suite à la prise d'un médicament, il faudra le signaler à votre médecin pour qu'il change de traitement le plus rapidement possible.

En cas de diarrhée qui ne s'arrête pas au bout de deux jours malgré le respect des règles, il est recommandé de consulter un médecin.

La douleur : les différents types de douleurs (mal de dos, de tête...) et les traitements

➤ Ma douleur ne s'arrête pas. Puis-je doubler la dose de mon médicament paracétamol ?

En cas de douleurs, l'antalgique le plus souvent recommandé est le paracétamol. Il faut tout de même faire attention et respecter les doses, car si ce médicament est pris régulièrement à forte dose, il peut provoquer d'importantes complications au niveau hépatique (hépatite fulminante, coma...).

Si jamais les douleurs persistent malgré la prise de paracétamol, il ne faut pas doubler la dose au-delà de la posologie maximale (1g/prise toutes les 4 à 6 heures jusqu'à 3g par jour pour un adulte).

Il est préférable de prendre un antalgique d'une autre classe comme de l'ibuprofène ou de l'aspirine avec l'avis du médecin ou du pharmacien.

➢ Comment soulager une douleur articulaire ?

Pour calmer les douleurs liées à l'arthrite, il peut être conseillé de prendre des anti-inflammatoires/antalgiques comme de l'ibuprofène ou faire des infiltrations à base de corticoïdes (injection de corticoïdes au niveau de l'articulation concernée).
En ce qui concerne les douleurs liées à l'arthrose cf p. 29.

➢ Comment soulager le mal de dos ?

Pour soulager un mal de dos, il est conseillé de se mettre au repos lorsque cela est possible et de maintenir la zone au chaud.
Des patchs chauffants permettent parfois de réduire la douleur.
Le port d'une ceinture lombaire peut être recommandé pour lutter contre la douleur.

Des antalgiques comme du paracétamol ou de l'ibuprofène peuvent aussi être conseillés avec l'avis du médecin ou du pharmacien.

Si les douleurs persistent malgré les recommandations, il faut consulter un médecin spécialiste (orthopédiste, rhumatologue) afin d'y remédier le plus efficacement possible.

> ➤ Comment soulager le mal de tête (céphalées, migraine) ?

Il existe plusieurs types de maux de tête, telles les migraines ou les céphalées de tension.

Les céphalées de tension sont des douleurs qui apparaissent surtout au niveau de la nuque et du front. Elles entraînent un effet de pression intense, comme si on nous serrait la tête très fortement.

La migraine apparaît d'un seul côté de la tête (droit ou gauche) et peut se présenter plusieurs fois par jour.

Elle peut être accompagnée de vertiges, nausées, vomissements et d'une intolérance à la lumière, aux bruits ou aux odeurs.

Des perturbations visuelles comme l'apparition de points brillants (scotomes) ou de mouches qui volent peuvent arriver avec la migraine ; on parlera alors d'une migraine ophtalmique, appelée aussi migraine avec AURA. Ces troubles visuels peuvent être accompagnés de fourmillements, d'engourdissement ou de trouble de la parole.

Les causes des céphalées de tension peuvent être :
- Le stress ;
- Le surmenage ;
- Les changements hormonaux ;
- La fatigue ;
- La consommation d'alcool ;
- L'arrêt brusque de la consommation de café ;
- Des lunettes mal réglées à la vision de la personne ou même l'absence du port de lunettes chez une personne qui en a besoin ;
- Certains bruits.

En ce qui concerne la migraine, ses causes ne sont pas réellement connues. Elle est due à une contraction puis une dilatation des vaisseaux sanguins au niveau de la tête provoquant ainsi de très fortes douleurs.

Elle peut arriver à la suite :
- D'un stress ;
- De troubles du sommeil ;
- De changements hormonaux comme l'apparition des règles ;
- De l'apparition de certains bruits ou odeurs ;
- De la consommation de différents aliments ;
- D'une inflammation des sinus (sinusite).

En cas de migraine ou de céphalées de tension, il est conseillé de se mettre au repos et de se détendre dans une pièce à l'abri de la lumière, des bruits et des odeurs.

Si la crise ne passe pas, la prise d'antalgiques (paracétamol, aspirine, ibuprofène) avec l'avis du médecin ou du pharmacien permet de réduire la douleur.

Il existe aussi des médicaments pouvant être prescrits par le médecin, comme le sumatriptan qui vont provoquer un rétrécissement des vaisseaux dilatés au niveau du cerveau et donc arrêter les douleurs causées par la migraine.

Des traitements de fond peuvent aussi être recommandés par le médecin ; ils ont pour objectif de réduire l'apparition des crises migraineuses et leur intensité, c'est-à-dire de les rendre moins violentes.

Il est impératif de savoir qu'un mal de tête soudain, inhabituel et très intense accompagné d'une paralysie d'un côté du visage ou d'un membre, d'une difficulté à parler correctement ou d'une perte d'équilibre peut être le signe d'un AVC (Accident Vasculaire Cérébral). Dans ce cas, il faut tout de suite appeler le SAMU (15) car la vie de la personne est en danger et elle pourrait subir de très lourdes complications.

➢ Comment calmer une rage de dents ?

Pour calmer une rage de dents, il est possible de prendre des antalgiques, comme du paracétamol ou de l'ibuprofène en respectant les doses avec l'avis de votre dentiste ou pharmacien. Des baumes à base de clous de girofle permettent aussi de réduire la douleur parfois.

Pour calmer les douleurs liées à la poussée dentaire chez les nourrissons, des granulés homéopathiques à base de camomille peuvent être recommandés, accompagnés d'antalgiques avec l'avis du médecin ou du pharmacien.

E

L'estomac

> Que faire contre les brûlures d'estomac ?

Les brûlures d'estomac peuvent être dues à un stress important, à l'abus de la consommation de certains produits tels que le café, le thé, le chocolat, les sauces industrielles, les sodas… ou à une consommation excessive d'AINS (Anti-Inflammatoires Non Stéroïdiens) comme l'ibuprofène.

En cas de brûlures d'estomac, il est conseillé de réduire la consommation d'aliments les favorisant.

La prise d'un médicament de la classe des IPP (Inhibiteurs de la Pompe à Protons) comme le pantoprazole, avec l'avis du médecin ou du pharmacien, permet de réduire le surplus d'acidité entraînant les brûlures d'estomac.

Si jamais ces brûlures ne s'arrêtent pas avec la prise de l'IPP et le respect des règles hygiéno-diététiques (arrêt du tabac, arrêt de la consommation d'alcool, respect d'un régime alimentaire équilibré et varié ainsi que la pratique régulière d'une activité physique), il est recommandé de consulter un médecin.

F
La fatigue

➢ Que faire contre la fatigue ?

Pour lutter contre la fatigue, il faut d'abord trouver la cause.
Il peut s'agir :
- D'un manque de sommeil ;
- D'une maladie psychique comme la dépression ;
- D'un manque de fer, de vitamines… ;
- D'une anémie (diminution du taux d'hémoglobine dans le sang, protéine permettant le transport de l'oxygène au sein de l'organisme) ;
- D'une hypothyroïdie, c'est-à-dire une baisse du fonctionnement de la thyroïde (glande située au niveau du cou permettant la fabrication et la sécrétion

des hormones thyroïdiennes intervenant dans de nombreuses réactions au sein de l'organisme, comme le contrôle de la température, le métabolisme des lipides, le transit intestinal, le contrôle des états émotionnels...).

Une fois que la cause de la fatigue a été trouvée, il faut y remédier (dormir plus, prendre du fer, des vitamines en cas de carence…).

La consommation de 5 fruits et 5 légumes par jour permet de combler les apports en vitamines, minéraux et oligoéléments de notre organisme.

Les personnes qui n'arrivent pas à bien digérer ces aliments peuvent les consommer sous forme de smoothies ou de potages. La digestion et l'absorption sont favorisées par une bonne mastication et le mélange des aliments avec la salive.

Des compléments alimentaires enrichis en magnésium peuvent aussi être utilisés pour lutter contre la fatigue.

Ce minéral permet notamment de produire de l'énergie au niveau des cellules et de synthétiser des protéines. Il participe aussi au bon fonctionnement du système nerveux, du muscle et du métabolisme. Il faut savoir que la prise de magnésium est fortement déconseillée chez les personnes atteintes d'insuffisance rénale. Il peut aussi interagir avec certains types de médicaments (antibiotiques, bisphosphonates...).

Il est donc préférable de demander l'avis du médecin ou du pharmacien, en précisant l'ensemble des traitements et maladies avant de le consommer.

Pour éviter les interactions médicamenteuses avec le magnésium, il faut mettre un écart de deux heures entre la prise du magnésium et les autres traitements.

G

La goutte

> À quoi est due la crise de goutte ?

La crise de goutte est due à la formation de cristaux qui vont se déposer au niveau d'une articulation et provoquer son inflammation, entraînant de très fortes douleurs.

Ces cristaux se forment lorsque le taux d'acide urique devient trop important dans l'organisme.

L'acide urique est une substance chimique qui provient de la dégradation des noyaux des cellules de notre organisme lors du renouvellement cellulaire.

Il est également issu du métabolisme des aliments que nous mangeons, en particulier des produits d'origine animale.

> ➢ Comment peut-on soulager une crise de goutte ?

La crise de goutte se traite avec des anti-inflammatoires, comme la colchicine et des antalgiques assez puissants prescrits par le médecin pour calmer les fortes douleurs.

Il est aussi conseillé de lutter contre l'augmentation du taux d'acide urique en respectant quelques règles comme :
- Boire 2 L d'eau par jour ;
- Limiter la consommation de produits d'origine animale ;
- Réduire ou arrêter sa consommation d'alcool.

Un traitement médicamenteux à base d'allopurinol permet de baisser la production d'acide urique au sein de l'organisme.

Il est impératif de contrôler son taux d'acide urique en cas de crise de goutte, car si ce taux est trop élevé en permanence, il peut entraîner une déformation des articulations ainsi qu'une détérioration des reins.

H
L'halitose ou la mauvaise haleine

➢ Que faire en cas de mauvaise haleine ?

Les principales causes d'une mauvaise haleine sont :
- Une mauvaise hygiène bucco-dentaire ;
- Une sécheresse buccale ;
- Un problème bucco-dentaire comme une gingivite (inflammation de la gencive), une parodontite (inflammation du parodonte) ou un abcès dentaire ;

- Une consommation de tabac, d'alcool et de certains aliments riches en dérivés soufrés tels que l'oignon et l'ail.

En cas de mauvaise haleine, il faut tout d'abord trouver la cause.

Il est impératif de respecter les règles d'hygiène bucco-dentaires, comme se brosser les dents au moins 3 fois par jour, passer le fil dentaire au moins 2 fois par jour et faire régulièrement des bains de bouches avec une solution antiseptique.

Il est aussi conseillé de boire au moins 1,5 L d'eau par jour, de limiter sa consommation de tabac, d'alcool, d'aliments susceptibles de provoquer une mauvaise haleine et de prendre des pastilles ou des chewing gums à la menthe pour activer la salivation.

Si jamais la mauvaise haleine persiste malgré le respect de toutes ces règles, il est impératif de consulter un médecin, car elle peut être le signe d'un problème bucco-dentaire ou d'une infection sous-jacente.

Notons que certaines personnes souffrant de reflux gastro-œsophagien (RGO) ou d'une infection de la gorge, comme l'angine, sont plus touchées par l'halitose, de même que les fumeurs et les personnes qui ont une importante consommation d'alcool.

Les huiles essentielles

> ➢ Comment faut-il utiliser les huiles essentielles ?

Il faut savoir que les huiles essentielles sont utilisées en aromathérapie (utilisation des substances extraites de plantes à des fins médicales).

Ces huiles essentielles sont récoltées par des procédés chimiques qui visent à séparer et à extraire certaines molécules actives de la plante.

Elles peuvent être utilisées par voie orale essentiellement sous prescription médicale. En effet, ces huiles étant très concentrées en substances actives, c'est le médecin qui doit prescrire un dosage adapté à la personne afin d'éviter toute irritation de son organisme. Ce mode d'administration est en général utilisé pour stimuler les défenses naturelles de l'organisme.

L'utilisation principale des huiles essentielles reste l'application sur la peau, sous forme de massage pour entraîner un effet de relaxation, une détente ainsi qu'une réaction antiseptique pour certaines d'entre elles. Il y a cependant des précautions à prendre. Ces huiles étant très concentrées, il faudra les diluer au préalable dans une autre huile végétale (huile d'amande douce...) pour éviter toute irritation ou brûlure de la peau.

Elles peuvent être diffusées dans l'air ambiant pour purifier l'atmosphère via des brûle-parfums.

Elles permettent aussi de déboucher le nez ou de lutter contre l'insomnie lorsqu'elles sont inhalées. Pour cette utilisation, il ne faudra jamais respirer l'huile essentielle directement, il est conseillé de verser 1 à 2 gouttes sur un mouchoir et de le respirer.

Il est impératif de savoir que l'utilisation des huiles essentielles est fortement déconseillée chez les enfants et la femme enceinte.

L'hypertension artérielle (HTA)

➤ Qu'est-ce que l'hypertension artérielle ?

L'hypertension artérielle correspond à une augmentation fréquente et régulière de la pression sanguine au niveau des artères, ce qui peut provoquer de très lourdes complications touchant le cerveau, le cœur, les reins et les yeux.

La tension artérielle se mesure via un tensiomètre qui peut se placer au niveau du bras ou du poignet.

Le premier chiffre donné par le tensiomètre se situe entre 100 et 140 mmHg. Il correspond à la pression systolique, c'est la pression du sang oxygéné lorsqu'il est éjecté de l'aorte (artère située au niveau du cœur) vers l'ensemble de l'organisme au moment de la contraction du cœur. Le second chiffre se situe généralement entre 60 et 90 mmHg. Il correspond à la pression du sang lorsqu'il est éjecté du ventricule gauche dans l'aorte lors du relâchement du cœur.

Si la tension artérielle est supérieure à 140/90 mmHg fréquemment, à différents moments de la journée et sur plusieurs jours, il s'agit alors d'une hypertension artérielle. Il sera recommandé de consulter un médecin le plus rapidement possible afin d'y remédier et éviter ainsi les nombreux dégâts qui pourraient apparaître.

> ➤ Ma tension artérielle est devenue correcte. Puis-je arrêter mon traitement ?

Comme beaucoup de maladies, l'hypertension artérielle est une maladie chronique pour laquelle il n'y a pas de guérison, il est juste possible de maintenir la pression artérielle à une valeur normale, grâce aux médicaments afin de limiter les risques encourus par la personne (AVC, crise cardiaque...).

Ce sont les traitements qui permettent de garder la tension à un niveau stable et raisonnable ; il est donc impératif de les prendre tout au long de la vie.

Il faut savoir que l'arrêt des traitements peut provoquer une augmentation importante de la tension artérielle et entraîner de très lourdes complications chez le patient.

I
L'immunité

> ➢ Comment puis-je augmenter mon immunité ?

Pour accroître son immunité, il est d'abord très important de bien dormir la nuit (8 heures de sommeil en moyenne pour un adulte), d'avoir un régime alimentaire équilibré et varié, riche en fruits et légumes pour faire le plein de vitamines, d'oligoéléments et de minéraux permettant ainsi de renforcer les défenses immunitaires ; de même que pratiquer une activité physique régulière et adaptée à la personne.

Certains aliments et plantes médicinales, comme le miel, l'acerola (riche en vitamine C) et le ginseng permettent de stimuler les défenses immunitaires.

Il faut tout de même faire attention car certains de ces produits ne doivent pas être utilisés chez les personnes :

- Souffrant de maladies auto-immunes ;

- Prenant des traitements particuliers comme les anticoagulants (fluindione, acénocoumarol…) ;
- Subissant une opération chirurgicale (la prise de ginseng est déconseillée dans ce cas).

Pour éviter toutes complications éventuelles suite à la prise de ce type de produits, il est préférable de d'abord demander l'avis du médecin ou du pharmacien.

Les infections urinaires (cystites)

> Que faut-il faire en cas d'infection urinaire (cystite) ?

La première mesure à prendre est de boire abondamment, pour limiter la remontée des agents pathogènes qui pourraient atteindre les reins et causer d'importants dégâts. La consultation médicale permettra de confirmer le diagnostic et la prise d'antibiotiques adaptés à la cystite.

> Est-il possible de traiter une cystite avec des plantes médicinales ?

Lorsque l'infection urinaire se présente en dehors d'une grossesse et ne s'accompagne pas de symptômes alarmants (fièvre, frissons, tremblements, vomissements, douleur au niveau des reins, sang dans les urines), il est possible de la soulager avec des plantes médicinales ayant une action diurétique, comme l'orthosiphon ou la prêle des champs.

Ces plantes vont entraîner un drainage des voies urinaires et favoriser la production d'urine, permettant ainsi de limiter l'action des bactéries à ce niveau.

Cependant elles ne remplacent pas un traitement antibiotique permettant l'élimination des bactéries provoquant la cystite. Elles sont généralement utilisées en complément d'un traitement médicamenteux.

➢ Comment prévenir les infections urinaires à répétition ?

Pour prévenir les infections urinaires, il faut respecter quelques règles comme :
- Boire au moins 1,5 L d'eau par jour ;
- Éviter de porter des pantalons serrés ;
- Privilégier les sous-vêtements en coton ;
- Ne pas se retenir d'uriner trop longtemps ;
- Limiter l'utilisation excessive de produits de toilette agressifs (privilégier des gels nettoyants sans savon) ;
- Se sécher après la toilette ;
- Se nettoyer d'avant en arrière.

La prise de cranberry (canneberge) sous forme de fruits secs, jus de fruits ou en comprimés (compléments alimentaires) peut aussi être conseillée pour limiter le risque d'apparition des infections urinaires.

L'insomnie

➢ Comment lutter contre l'insomnie ?

Il existe plusieurs types d'insomnies :
- L'insomnie d'endormissement ; elle se traduit par le fait d'avoir des difficultés à s'endormir le soir, elle peut être due à un surmenage, un abus de café, un décalage horaire ou même à de l'anxiété ;
- L'insomnie du petit matin ; elle arrive le matin, la personne se réveille très tôt et n'arrive plus à se rendormir, ce type d'insomnie est moins fréquent que les autres mais il faut faire très attention car il peut être le signe d'une dépression ;
- L'insomnie de nuit ; la personne se réveille de manière répétée tout au long de la nuit, cette insomnie peut être due à de l'anxiété ou à des cauchemars.

Pour lutter contre l'insomnie, il faut éviter de boire des excitants comme du café ou du thé noir au-delà de 18 heures ; il est préférable de dîner quelques heures avant d'aller se coucher et d'éteindre les téléphones portables, tablettes... La pratique d'une activité physique régulière et adaptée à la personne permet de libérer son stress et limite le risque d'insomnie.

La consommation de tisanes à base de plantes telles que la fleur d'oranger, la camomille et le tilleul provoque un effet d'apaisement et favorise donc le sommeil.

Il existe aussi des médicaments permettant de lutter contre l'insomnie ; ils peuvent être conseillés lorsque l'insomnie apparaît de manière fréquente et provoque des gênes dans le quotidien de la personne. Certains de ces médicaments peuvent provoquer de la dépendance, il est donc préférable de les consommer ponctuellement sur de courtes périodes.

J

Les jambes lourdes

➢ Que faire contre les jambes lourdes ?

La sensation de jambes lourdes est due au fait qu'il y a un problème de circulation du sang dans les membres inférieurs.

Ce problème peut être traité par le port de bas de contention permettant de stimuler la circulation sanguine et d'améliorer le retour veineux. La surélévation des pieds lorsque la personne est assise permet aussi de favoriser le retour veineux.

Il est possible de prendre des veinotoniques (diosmine, troxérutine, flavonoïdes…) avec l'avis du médecin ou du pharmacien afin d'améliorer la circulation sanguine au sein du système veineux.

M

Maigrir/perdre du poids

➢ Comment maigrir/perdre du poids ?

Il existe de nombreux produits et régimes permettant de perdre du poids, il faut tout de même savoir que la plupart de ceux-ci n'ont qu'une action de courte durée. En général, la personne reprend du poids petit à petit dès l'arrêt des produits et des régimes restrictifs.

Il faut aussi faire très attention car certains produits peuvent entraîner des diarrhées graisseuses ainsi que des carences en vitamines et oligoéléments, très utiles à notre organisme.

La meilleure façon de perdre du poids de manière saine et durable est de :
- Respecter les trois repas de la journée sans manger entre les repas ;
- Manger 5 fruits et 5 légumes par jour ;
- Pratiquer une activité physique régulière (par exemple 30 minutes de marche par jour en dehors des

déplacements effectués durant la journée pour des raisons professionnelles ou autres) ;
- Privilégier les viandes blanches telles que le poisson et le poulet ;
- Consommer des sucres lents (riz, pâtes, pommes de terre, pain...) de préférence durant la journée (petit-déjeuner, déjeuner) ;
- Éviter de manger des aliments caloriques riches en sucres rapides et en matières grasses (viennoiseries, barres chocolatées, sodas...).

Pour perdre du poids et éviter la reprise, il est conseillé de maintenir l'équilibre calorique entre les apports et les besoins de la personne.

Il est possible de calculer ses besoins en calories en multipliant son poids par 24 (si la personne pèse 60 kg, ses besoins sont de 1440 calories en moyenne).

Si les apports caloriques sont supérieurs à ce chiffre, la personne prendra du poids ; à l'inverse, s'ils sont inférieurs, elle en perdra.

Les médicaments : conservation, date de péremption

➢ La date de péremption de mon médicament est dépassée, puis-je quand même l'utiliser ?

Comme beaucoup de produits, les médicaments ont une date de péremption ; au-delà de cette date, ils perdent en général leur stabilité et sont donc impropres à la consommation.

Il est donc recommandé d'éviter de prendre des médicaments dont la date de péremption est dépassée.

➢ Combien de temps puis-je conserver un sirop ouvert ?

Généralement, lorsqu'un sirop a été ouvert, il ne faudra plus le consommer au-delà de 1 mois.

> Où dois-je conserver mes médicaments ? Je les range dans la salle de bains, est- ce bon ?

Pour maintenir la stabilité des médicaments et éviter leur dégradation, il faut les conserver dans un lieu à température ambiante (sauf pour les médicaments devant être conservés au frigo), à l'abri de la chaleur, la lumière et l'humidité. La salle de bains n'est donc pas un lieu adapté à la conservation des médicaments.

Les médicaments : effets secondaires, interactions, changement de formule

> J'ai lu sur la notice du médicament un effet secondaire qui m'inquiète, n'est-il pas risqué de le prendre ?

Il est important de connaître les effets secondaires des médicaments pour pouvoir les reconnaître et les signaler à votre médecin s'ils apparaissent.

Mais cela ne doit pas provoquer de la peur, de l'inquiétude et surtout un non-respect de la prescription du médecin ou du conseil de délivrance du pharmacien.

Il faut savoir que les médicaments ne présentant aucun effet secondaire sont rares ; c'est une balance bénéfices /risques. En principe, les bénéfices à prendre son traitement sont plus importants que les risques pouvant apparaître à cause des effets secondaires. Certains traitements ont non seulement un effet sur le contrôle de la maladie mais permettent aussi de prévenir d'importantes complications pouvant être fatales au patient, c'est le cas des antiagrégants plaquettaires dans la prévention de l'AVC (Accident Vasculaire Cérébral) par exemple.

Il faut aussi noter que de nombreux effets secondaires apparaissent très rarement et sur une très longue période.

En général, lorsque les doses sont respectées et que le traitement est bien supporté par le patient, il est préférable de le suivre correctement.

> Y a-t-il des interactions entre les aliments et les médicaments ?

Il existe des interactions entre différents médicaments et certains aliments.

Ces aliments provoquant des perturbations dans le parcours du médicament au sein de notre organisme, ils peuvent empêcher leur dégradation ou au contraire la favoriser.

C'est le cas du chocolat et des antidépresseurs de la classe des IMAO (iproniazide) ou du pamplemousse qui interagit avec de nombreux médicaments.

> Pourquoi la formule de mon médicament a-t-elle changé ?

Il se peut qu'un laboratoire décide de changer la formule d'un médicament pour différentes raisons (coût, limitation des effets secondaires…).

Il faut noter que le changement se fait uniquement dans la composition des excipients (ingrédients secondaires) du médicament, la molécule active et sa dose restant inchangées.

En général, ces changements n'ont pas de grandes conséquences sur les patients. Si jamais des perturbations se présentent, il faudra les signaler le plus rapidement au médecin.

Les médicaments génériques

> ➤ Qu'est-ce qu'un médicament générique ?

Il faut savoir qu'un médicament est composé de deux parties :
- Le principe actif (paracétamol, levothyroxine, ibuprofène...).
C'est la molécule active, elle apporte l'effet du médicament. Il peut y avoir plusieurs principes actifs dans un même médicament (acide clavulanique/ amoxicilline, pravastatine/acide acétylsalicylique). Il s'agit de l'ingrédient principal, comme le chocolat pour un gâteau au chocolat.

- Les excipients (lactose, cellulose, amidon de maïs...). Ce sont toutes les molécules qui permettent de donner la forme du médicament (comprimé, sirop, suppositoire ...), maintenir sa stabilité…

Il s'agit des ingrédients secondaires que l'on va retrouver dans notre gâteau au chocolat (farine, sucre...).

Lorsqu'un médicament est mis sur le marché en France, son brevet tombe après dix ans, d'autres laboratoires peuvent alors reprendre la formule du médicament, la reproduire à l'identique et à moindre coût. Les seules modifications qui peuvent apparaître sont au niveau des excipients.

Un médicament générique est donc un médicament ayant le même principe actif à la même dose avec la même biodisponibilité (dose du médicament à ses différents stades de parcours dans l'organisme) que le médicament princeps (marque) ; la seule différence se trouve dans la composition des excipients (ingrédients secondaires).

Les médicaments génériques permettent donc d'avoir des médicaments aux effets identiques que les médicaments princeps mais moins coûteux. Ceci est une véritable aubaine pour limiter le déficit de la Sécurité sociale qui est la principale clientèle des pharmacies.

> ➢ Est-il possible de refuser un médicament générique ?

Certaines personnes ne souhaitent pas prendre de médicament générique, pour différentes raisons malgré les explications des médecins, pharmaciens et infirmiers, ce qui est tout à fait leur droit.

Il faut tout de même savoir qu'en France, les médecins et pharmaciens ont l'obligation de prescrire et de délivrer respectivement des médicaments génériques lorsque cela est possible sous peine d'être sanctionnés par la Sécurité sociale.

Il arrive que dans certaines maladies, comme l'épilepsie l'ajustement de la molécule et de la dose soit très sensible. Dans ce cas le remplacement du médicament princeps par le générique peut être compliqué et mal supporté par le patient. Celui-ci peut alors refuser la prise de médicament générique. Le médecin devra stipuler la mention « non substituable » sur l'ordonnance pour que le pharmacien ne soit pas sanctionné et puisse être remboursé de l'avancement des frais par la Sécurité sociale.

Si jamais le médecin ne voit pas de raison plausible de ne pas prescrire de médicaments génériques, le pharmacien a l'obligation de délivrer la prescription. Si le patient refuse, il se peut que le pharmacien délivre le médicament princeps, dans ce cas le patient devra avancer les frais et demander son remboursement directement à la Sécurité sociale.

Les médicaments : prix, taux de remboursement

> Pourquoi mon médicament n'est-il plus remboursé ?

Il est important de savoir que les médicaments sont classés en fonction de leur efficacité et du service rendu par rapport à l'effet recherché sur la maladie.

Leur taux de remboursement dépend de leur place dans ce classement. Plus l'effet recherché est présent et efficace, plus le taux de remboursement sera élevé.

Certaines maladies chroniques comme l'HTA (hypertension artérielle) ou le diabète sont prises en charge complètement par la Sécurité sociale car les effets du traitement sur la maladie et ses complications ont été révélés et prouvés depuis plusieurs années.

Ces derniers temps, pour limiter ses frais la Sécurité sociale a changé le taux de remboursement de différents médicaments qui ne guérissent pas la maladie mais permettent de soulager les symptômes, c'est le cas des sirops contre la toux ou des sprays nasaux utilisés au cours d'un rhume par exemple.

> ➤ Pourquoi le prix de certains médicaments change-t-il d'une pharmacie à l'autre ?

Il existe différentes catégories de médicaments, les médicaments remboursés par la Sécurité sociale et les médicaments non remboursés.

La sécurité sociale étant le principal client des pharmacies, c'est elle qui fixe les prix des médicaments qu'elle rembourse.

Les prix des médicaments remboursés sont fixés par la Sécurité sociale et ne varient pas d'une pharmacie à l'autre.

En ce qui concerne les médicaments non remboursés, c'est le pharmacien qui fixe les prix ; ils peuvent donc varier d'une pharmacie à l'autre.

En général, lorsque le pharmacien a la possibilité de stocker en grande quantité, il peut bénéficier des remises faites par les laboratoires ou les grossistes et baisser les prix de certains produits non remboursés (patchs de nicotine pour l'arrêt du tabac, pilules contraceptives, pastilles pour la gorge…).

O

L'œil

> ➢ Que faire en cas d'œil rouge ?

L'œil rouge est souvent plus impressionnant que grave, il est généralement dû à une conjonctivite ou au frottement de l'œil avec des mains non lavées au préalable.

Le nettoyage et la désinfection de l'œil avec du sérum physiologique et des collyres antiseptiques permettent de soulager l'œil rouge.

Si jamais la personne présente :
- Un œil douloureux,
- Une vision altérée,
- Une gêne à la lumière,

il faudra consulter un ophtalmologiste en urgence. De même que si l'œil rouge ne guérit pas au bout de 2 à 3 jours.

Les omégas 3

➢ Quels sont les bienfaits des omégas 3 ?

Les omégas 3 sont des acides gras essentiels, c'est-à-dire qu'ils sont indispensables au bon fonctionnement de notre organisme mais que nous ne pouvons pas les fabriquer tout seuls, il faut donc les apporter via notre alimentation.

Ces acides gras permettent le bon fonctionnement du cerveau, du système nerveux et de la rétine. Ils limitent aussi le risque d'apparition des maladies cardiovasculaires et des maladies liées au vieillissement telles que la maladie d'Alzheimer.

Les omégas 3 sont aussi très bénéfiques pour la santé mentale.

➢ Dans quels aliments peut-on retrouver des omégas 3 ?

Les omégas 3 se trouvent principalement dans les poissons gras tels que le saumon, le hareng, le thon et le maquereau, mais aussi dans les produits d'origine végétale comme la mâche, les noix et les huiles de colza, de soja et de lin. Il faut savoir que la plupart de ces huiles ne résistent pas à la chaleur, il est donc conseillé de les utiliser en assaisonnement, sur la salade par exemple.

P

La peau

➢ Comment avoir une belle peau ?

Tout d'abord, il faut avoir une bonne alimentation, riche en fruits et légumes, permettant d'éliminer les toxines et déchets de notre organisme, notamment au niveau des cellules de notre peau.

Il est très important de s'hydrater en buvant 1,5 L d'eau par jour mais aussi en appliquant des crèmes et lotions hydratantes adaptées au type de notre peau (peau grasse, peau sèche, peau mixte).

> Que faire contre une peau sèche ?

Pour traiter la peau sèche il est conseillé de :
- S'hydrater la peau régulièrement avec une crème hydratante adaptée à son type de peau ;
- Privilégier les gels lavants doux sans savon aux gels douches agressifs ;
- Limiter le contact de la peau avec les produits agressifs (liquides vaisselles, produits ménagers...) par le port de gans.

Il faut aussi noter que certains dérèglements hormonaux comme le manque d'hormones thyroïdiennes (hypothyroïdie) peuvent provoquer un assèchement de la peau.

Il est préférable de consulter un médecin si le respect de ces règles n'entraîne pas d'amélioration.

La pilule

> ➢ Comment avoir une pilule du lendemain ?

La pilule du lendemain est une méthode de contraception d'urgence ; elle ne doit pas être utilisée régulièrement en remplacement d'une contraception usuelle.

Elle est conseillée chez les personnes qui ont eu des rapports sexuels sans utiliser de moyen de contraception efficace (pilule, patch, stérilet...).

Le préservatif masculin est un moyen de protection contre les maladies et infections sexuellement transmissibles comme le VIH ; par contre, il ne garantit pas la non-survenue d'une grossesse.

La pilule du lendemain est gratuite en France pour les mineurs avec présentation de la pièce d'identité.

Elle peut être délivrée dans les pharmacies et infirmeries scolaires.

Elle doit être prise le plus tôt possible après le rapport sexuel. Plus elle sera prise rapidement, plus le risque de grossesse sera limité. Si la prise se fait après les 72 heures qui suivent le rapport, l'efficacité se réduit et le risque de tomber enceinte devient important.

> ➢ J'ai oublié de prendre ma pilule, que dois-je faire ?

Il existe différentes pilules, les modalités changent en fonction du type de la pilule et du temps écoulé par rapport à la prise habituelle.
Pour les pilules œstroprogestatives ou microprogestatives au désogestrel, si l'oubli date de :
- Moins de 12 heures, il faudra prendre tout de suite le comprimé oublié et suivre le traitement, normalement à l'heure habituelle, même si cela entraîne la prise de 2 comprimés le même jour ;
- Plus de 12 heures, il faudra prendre le comprimé oublié tout de suite et suivre le traitement normalement à l'heure habituelle, même si cela entraîne la prise de 2 comprimés le même jour. Une deuxième méthode de contraception non hormonale comme le préservatif féminin, devra être utilisée en cas de rapport sexuel durant les 7 jours qui suivent

l'oubli. Pour les pilules œstroprogestatives, il se peut que les comprimés actifs se terminent avant les 7 jours, il faudra alors jeter les comprimés inactifs et commencer une nouvelle plaquette.

En ce qui concerne les pilules microprogestative au lévonorgestrel, les modalités sont les mêmes, mis à part la durée de l'oubli :
- Moins de 3 heures, il faudra prendre tout de suite le comprimé oublié et suivre le traitement, normalement à l'heure habituelle, même si cela entraîne la prise de 2 comprimés le même jour ;
- Plus de 3 heures, il faudra prendre le comprimé oublié tout de suite et suivre le traitement, normalement à l'heure habituelle, même si cela entraîne la prise de 2 comprimés le même jour. Une deuxième méthode de contraception non hormonale, comme le préservatif féminin, devra être utilisée en cas de rapport sexuel durant les 7 jours qui suivent l'oubli.

Si jamais la personne a oublié de prendre sa pilule plus d'une fois ou qu'elle a eu des rapports sexuels dans les 5 jours qui précèdent l'oubli, il est recommandé de consulter un médecin ou un pharmacien rapidement pour mettre en place une contraception d'urgence.

R

Les remèdes naturels

> Je ne veux pas prendre de médicament chimique, puis-je avoir un remède naturel ?

Contrairement aux idées reçues, la plupart des médicaments sont issus d'extraits végétaux, de minéraux… ; ils ont été chimiquement modifiés afin de limiter les effets secondaires, augmenter la durée de leur action...

En effet, les plantes comportent de nombreuses vertus mais elles peuvent être aussi très toxiques et néfastes à l'organisme si elles sont mal utilisées.

Les remèdes naturels ne peuvent pas remplacer des médicaments qui ont prouvé leur efficacité et limité les facteurs de risque d'un grand nombre de maladies.

Ils peuvent néanmoins être utiles en prévention afin de réduire le risque d'apparition de certaines maladies.

Le rhume

> ➤ Quelles sont les différences entre un rhume et une grippe ?

Le rhume et la grippe sont des maladies causées toutes les deux par des virus.

Les principaux points de différence entre un rhume et une grippe sont :

- Lors d'une grippe, la fièvre est beaucoup plus élevée et elle arrive très rapidement ;
- Les maux de tête sont plus importants, plus fréquents et plus violents au cours de la grippe ;
- Les douleurs articulaires et musculaires ainsi que la fatigue et l'épuisement général sont plus intenses lors de la grippe, la fatigue est tellement importante que la personne a vraiment du mal à se lever du lit ;

- Lors d'un rhume la congestion nasale et le mal de gorge sont plus fréquents que lors d'une grippe.

> ➤ Que faire en cas de rhume ?

Pour traiter un rhume, il est conseillé de se mettre au repos, de prendre des antalgiques/antipyrétiques (paracétamol, ibuprofène) pour calmer la douleur (maux de tête, mal de gorge) et réduire la fièvre.

Des solutions nasales et des inhalations à base d'eucalyptus permettent de désinfecter et de déboucher les fosses nasales.

Des vasoconstricteurs peuvent être conseillés pour calmer l'écoulement nasal. Il faut tout de même faire très attention, car certains de ces médicaments sont déconseillés chez les personnes qui souffrent d'hypertension artérielle. Il est donc préférable de demander l'avis du médecin ou du pharmacien avant de prendre ce type de médicaments.

T

Le torticolis

➢ Que faire en cas de torticolis ?

Le torticolis est dû à la contraction des muscles qui se trouvent au niveau du cou.

Pour calmer le torticolis, il est conseillé de mettre les muscles du cou au repos en s'allongeant et de maintenir la zone au chaud avec une écharpe ou des patchs chauffants par exemple.

La prise d'un myorelaxant par voie orale ou en application sur la peau entraîne une relaxation des muscles et donc une réduction des douleurs.

Si les douleurs sont trop importantes, le médecin peut préconiser le port d'un collier cervical et la prise d'un antalgique.

La toux

➢ Comment soulager une toux ?

Il existe deux types de toux :
- La toux grasse qui est accompagnée de sécrétions, comme des glaires, pouvant provenir des poumons ;
- La toux sèche quinteuse, qui n'est pas accompagnée de sécrétions.

Lors d'une toux grasse, il est conseillé de prendre des expectorants, tels que la carbocystéine, sous forme de sirop ou de poudre à diluer pour libérer les sécrétions et calmer la toux. Les sécrétions peuvent entraîner des surinfections bactériennes si elles restent à l'intérieur des poumons.

En ce qui concerne la toux sèche, elle peut être soulagée par la prise d'antitussifs, comme la codéine ou l'oxomémazine sous forme de sirop.

Il est important de savoir que certains de ces médicaments peuvent provoquer de la somnolence.

V

Le vaccin contre la grippe

> ➢ Dois-je obligatoirement me faire vacciner contre la grippe ?

La grippe est une maladie qui provoque de nombreux décès tous les ans, partout dans le monde et surtout chez les personnes les plus vulnérables comme les personnes âgées.

La vaccination est recommandée chez :
- Les personnes de plus de 65 ans ;
- Les femmes enceintes ;
- Les personnes qui souffrent de maladies chroniques graves (insuffisance cardiaque, insuffisance rénal, diabète de type 2, hypertension artérielle…) ;
- Les personnes qui sont en déficit immunitaire, comme les patients atteints du VIH.

➢ Pourquoi dois-je me faire vacciner tous les ans ?

La grippe est causée par un ou plusieurs virus qui mutent chaque année ; le vaccin de l'année précédente ne peut donc pas protéger la personne contre le(s) virus de l'année en cours. Il est donc très important de se faire vacciner tous les ans.

Références bibliographiques et sitographiques

BELLICHA, Georges et Pierre. *Grand dictionnaire médical pour la famille*. Édition du Club France Loisirs avec l'autorisation des Éditions Bordas, Paris, 1991. 479 p.

DOROSZ, Philippe. *Guide pratique des médicaments, 27e édition*. Malone, 2007. 1 893 p.

EurekaSante par Vidal [en ligne]. Vidal, 2009-2018. Disponible sur https://eurekasante.vidal.fr/

Archives Larousse médical [en ligne]. Larousse médical, 2006. Disponible sur http://www.larousse.fr/archives/medical

Chaine Youtube Pharmaquiz [en ligne]. YouTube, 2013. Disponible sur https://www.youtube.com/channel/UC3CzlCm-0Yh7-lYM6K2SfVg

Table

Sommaire 6

A

L'acné 12
- ➤ Que faire contre l'acné ? 12
- ➤ Existe-t-il des plantes ou compléments alimentaires pouvant limiter la formation de l'acné ? ... 14
- ➤ L'exposition au soleil est-elle bénéfique en cas d'acné ? 15

Les AINS (Anti-Inflammatoires Non Stéroïdiens) 15
- ➤ Qu'est-ce qu'un AINS ? 15
- ➤ Quels sont les effets secondaires des AINS ? 16
- ➤ Pourquoi les AINS entraînent-ils des douleurs d'estomac? 17
- ➤ Y a-t-il des contre-indications à prendre des AINS ? 18

L'allergie 19
- ➤ Quels sont les symptômes de l'allergie ? 19
- ➤ Comment soulager une allergie ? 20

Les antibiotiques 21

➢ Quand dois-je prendre mon antibiotique ? 21
➢ Pourquoi le médecin ne m'a-t-il pas prescrit d'antibiotiques ? 22
Les antidépresseurs et les anxiolytiques 23
➢ Les antidépresseurs entraînent-ils une augmentation du poids ? 23
➢ Puis-je arrêter la prise de mon antidépresseur/ anxiolytique ? 25
L'aphte 26
➢ L'aphte est-il contagieux ? 26
➢ Comment peut-on limiter l'apparition des aphtes ? 26
➢ Comment soulager un aphte ? 27
L'arthrite et l'arthrose 27
➢ Quelle est la différence entre l'arthrite et l'arthrose ? 27
➢ Comment peut-on prévenir l'arthrose ? 28
➢ Comment soulager une douleur liée à l'arthrose ? 29

B

Les boosters et boissons énergisantes 30
➢ Les boosters sont-ils efficaces ? 30

➢ Y a-t-il un risque à consommer régulièrement ce type de produits ?...30

C

La carte Vitale 32
➢ Est-il possible que la pharmacie avance les frais des médicaments en cas d'oubli de la carte Vitale ?......32
➢ Où puis-je mettre à jour ma carte Vitale ?............33
Les cheveux 33
➢ Que faire en cas de perte de cheveux ?................33
➢ Existe-il des médicaments pour limiter la perte de cheveux ?..34
Le cholestérol 35
➢ Pourquoi faut-il contrôler son taux de cholestérol ?..35
➢ Comment puis-je réduire mon taux de cholestérol ? 36
Les collyres 37
➢ Comment faut-il utiliser un collyre ?....................37
Les compléments alimentaires et vitamines.................38
➢ Y a-t-il des contre-indications à prendre des compléments alimentaires en plus de mon traitement ? 38

➢ Dois-je prendre des vitamines en plus tous les jours ? 39

La constipation 39

➢ Que faire en cas de constipation? 39

Les corticoïdes 41

➢ Quels sont les effets secondaires des corticoïdes ? 41

➢ Quand faut-t-il prendre les corticoïdes? 42

Les crèmes amincissantes 42

➢ Les crèmes amincissantes sont-elles efficaces ?.42

D

La diarrhée 44

➢ Que faire en cas de diarrhée ? 44

La douleur : les différents types de douleurs (mal de dos, de tête...) et les traitements 46

➢ Ma douleur ne s'arrête pas. Puis-je doubler la dose de mon médicament paracétamol ? 46

➢ Comment soulager une douleur articulaire ? 47

➢ Comment soulager le mal de dos ? 47

➢ Comment soulager le mal de tête (céphalées, migraine) ? 48

➢ Comment calmer une rage de dents? 51

E

L'estomac 51

➤ Que faire contre les brûlures d'estomac ? 52

F

La fatigue 53

➤ Que faire contre la fatigue ? 53

G

La goutte 55

➤ À quoi est due la crise de goutte ? 55

➤ Comment peut-on soulager une crise de goutte ? 56

H

L'halitose ou la mauvaise haleine 57

➤ Que faire en cas de mauvaise haleine ? 57

Les huiles essentielles..59

➤ Comment faut-il utiliser les huiles essentielles ? 59

L'hypertension artérielle (HTA) 61

➤ Qu'est-ce que l'hypertension artérielle ? 61

➢ Ma tension artérielle est devenue correcte. Puis-je arrêter mon traitement ? 62

I

L'immunité 63
➢ Comment puis-je augmenter mon immunité ?...63
Les infections urinaires (cystites) 64
➢ Que faut-il faire en cas d'infection urinaire (cystite) ? 64
➢ Est-il possible de traiter une cystite avec des plantes médicinales ? 65
➢ Comment prévenir les infections urinaires à répétition ? 66
L'insomnie 67
➢ Comment lutter contre l'insomnie ?..................67

J

Les jambes lourdes 69
➢ Que faire contre les jambes lourdes ? 69

M

Maigrir/perdre du poids...70
➢ Comment maigrir/perdre du poids ? 70
Les médicaments : conservation, date de péremption .72

➢ La date de péremption de mon médicament est dépassée, puis-je quand même l'utiliser ?....................72

➢ Combien de temps puis-je concerver un sirop ouvert ?..72

➢ Où dois-je conserver mes médicaments ? Je les range dans la salle de bains est- ce bon ?..................73

Les médicaments : effets secondaires, interactions, changement de formule...73

➢ J'ai lu sur la notice du médicament un effet secondaire qui m'inquiète, n'est-il pas risqué de le prendre ?...73

➢ Y'a-t-il des interactions entre les aliments et les médicaments ?..75

➢ Pourquoi la formule de mon médicament a-t-elle changé ?..75

Les médicaments génériques..76

➢ Qu'est-ce qu'un médicament générique ?..........76

➢ Est-il possible de refuser un médicament générique ?..78

Les médicaments : prix, taux de remboursement 79

➢ Pourquoi mon médicament n'est-il plus remboursé ?...79

➢ Pourquoi le prix de certains médicaments change-t-il d'une pharmacie à l'autre ? 80

O

L'œil 82
➢ Que faire en cas d'œil rouge ? 82
Les omégas 3 83
➢ Quels sont les bienfaits des omégas 3 ? 83
➢ Dans quels aliments peut-on retrouver des omégas 3 ?...83

P

La peau 84
➢ Comment avoir une belle peau ? 84
➢ Que faire contre une peau sèche ? 85
La pilule 86
➢ Comment avoir une pilule du lendemain?..........86
➢ J'ai oublié de prendre ma pilule, que dois-je faire ? 87

R

Les remèdes naturels 89
➢ Je ne veux pas prendre de médicament chimique, puis-je avoir un remède naturel ? 89

Le rhume 90

➢ Quels sont les différences entre un rhume et une grippe ? 90

Que faire en cas de rhume ? 91

T

Le torticolis 92

➢ Que faire en cas de torticolis ? 92

La toux 93

➢ Comment soulager une toux ? 93

V

Le vaccin contre la grippe 94

➢ Dois- je obligatoirement me faire vacciner contre la grippe ? 94

➢ Pourquoi dois-je me faire vacciner tous les ans contre la grippe ? … 95

Références bibliographiques et sitographiques……….98